Make Up

De la confianza en tu belleza al Glam Make Up

Marie De La Torre

ISBN: 148498580X
ISBN-13: 978-1484985809

CONTENIDO

Introducción

El maquillaje tiene el fin de modificar el color de la piel, mejorando los rasgos, corrigiendo u ocultando defectos y ayuda a realzar su belleza natural. Un maquillaje debe escogerse en función de las características físicas de una persona, de la edad, de la luz al que va a ser expuesto, de su vestuario, época del año, de su personalidad...

Hay ciertas leyes para que el maquillaje sea estéticamente agradable, que perdure y que permita menguar las incorrecciones y amplificar los aspectos virtuosos del rostro.

En lo que refiere a duradero, debemos tomar como premisa que siempre debemos colocar crema sobre crema y polvo sobre polvo. El polvo volátil es el que actúa a manera de capa aislante entre la crema y el polvo (por ejemplo, sobre la base cremosa que colocamos en los ojos no aplicamos polvo para que la sombra se fije mejor.

Preparación de la piel:
1. Demaquillar
2. Tonificar
3. Hidratar.

Maquillaje:
4. Correcciones con bases más claras
5. Correcciones de ojeras (en el caso que fuera necesario)
6. Base de maquillaje
7. Polvo
8. Maquillaje de las cejas
9. Sombras
10. Delineado de los ojos.
11. Mascara de pestañas
12. Delineado de labios
13. Lapiz Labial
14. Rubor

Preparación de la Piel

Cuidados con la piel

Es muy importante, debido a la delicadeza de la piel, por lo menos una vez al día limpiarse la cara, pero no más de tres veces en el mismo periodo ya que reseca la piel. Los movimientos deben ser hacia arriba siempre, la piel no debe estirarse. Este proceso es una oportunidad para reactivar la circulación: utilice la punta de los dedos a la concavidad de las manos para realizar movimientos circulares

Tipos de Piel

La piel Grasosa se identifica por el brillo en la piel producto de la grasitud o sudoración excesiva, la aparición persistente de puntos negros y los poros dilatados. El área alrededor de la nariz puede ser escamosa. De tonalidad amarillenta suele tener buena tolerancia a la intemperie y a los jabones.

La piel seca se caracteriza por ser suave, de poros poco perceptibles y en raras ocasiones presentan espinillas, puntos negros o barros. Son necesarios los cuidados apropiados para que su apariencia no sea quebradiza. Reflejan una hidratación insuficiente que conlleva la tendencia a la descamación y a arrugarse precozmente. Estas pieles suelen ser intolerantes a la intemperie y a los jabones

El primer paso antes de maquillarnos es **limpiar, tonificar** y **humectar** la piel. Es fundamental ya que una piel limpia y humectada va a hacer que el maquillaje dure y se adapte perfectamente a cada rostro.

Limpieza
Eliminar el maquillaje previo en el caso que lo hubiera, si no debemos realizarlo igual para eliminar las impurezas tanto del rostro como de los parpados con las cremas y lociones que hay en el mercado para tal efecto.

Tonificación

Este proceso es para vigorizar la piel: a través de una loción no solo le damos frescura a la piel, sino que retiramos el exceso de demaquillante que haya quedado.

Hidratación

La finalidad es no permitir que la piel pierda el agua propia que le es natural. Las cremas para esta fase contienen no solo componentes hidratantes, sino también suavizantes y balsámicos.

LA BASE

Los tipos de base puede ser: liquidas, al aceite o compactas. La función primordial de la base es dar un tono parejo a la piel, cubriendo manchas o granitos.

Si tienes la **piel seca** es más recomendable una base cremosa, mientras que si tu piel **es muy sensible**, debes elegir una base que sea hipoalergenica. Por otra parte, la opción de una crema oil free es ideal para las mujeres que tienen **piel grasa**. Maquillarse con una base fluida y ligera es siempre una buena opción, preferentemente si tiene protección solar.

El **color** de la base a elegir debe ser lo más aproximado al color general que tengamos en el rostro. Una forma tradicional de encontrar el tono que más te favorecerá aplicar tres tiras de diferentes tonos en la mandíbula o mejilla. El tono que se confunda con tu piel será el color más acertado.

Aplicación

Tomar un pincel u hispo, embeberlo en la base y distribuirlo de manera pareja por toda la cara. Una vez finalizado este paso, esfumar bien con una esponja de látex para que la base llegue hasta el cuello. Si fueran muchas las imperfecciones, con un papel tissue damos golpecitos en la zona, retiramos el exceso y aplicamos otra capa más arriba.

Corrector

El corrector es la herramienta principal a la hora de disimular e iluminar cualquier zona del rostro. Es imprescindible a la hora de ocultar manchas, ojeras, granitos o imperfecciones. Por ello, el color siempre debe ser un tono menos que la base. El truco es difuminarlo bien y no sobrepasarse con el producto.

CORRECCIÓN DE *OJERAS*

Siempre es preferible utilizar un corrector que sea en crema y suficientemente hidratante para que dicha zona no se agriete.

Con un pincel de pelo sintético aplicar la crema en la zona incluyendo el lagrimal y el nacimiento de las pestañas. Una vez aplicada poca cantidad de crema difumínalo suavemente hacia abajo y luego, sin arrastrar, da unos toques sobre el corrector para eliminar el exceso de producto.

El color del corrector siempre debe ser un tono menos que el tono de tu piel, ya que si es demasiado claro se notará.

Para finalizar el maquillaje de los ojos, aplicar un corrector-iluminador en la zona cercana al lagrimal para dar más luz a tu rostro.

Ten en cuenta:

Para	corregir	imperfecciones	azules,	utilizaremos	corrector	naranja.
Para	corregir	imperfecciones	violetas	utilizaremos	corrector	amarillo.
Para	corregir	imperfecciones	rojas	utilizaremos	corrector	verde.

CORRECCIÓN DE *BOLSAS*

Si tienes bolsas en lugar de ojeras, aplica un contorno que calme y rebaje la zona para que aparente ser mas lisa. Por otra parte, el tono para cubrir las ojeras debe ser igual que el tono de tu piel, ya que si es más claro resaltara las bolsas aun mas. Utiliza polvo traslucido al finalizar el maquillaje: aplícalo con una brocha pequeña para matizar toda la zona de los ojos y sus alrededores.

IMPORTANTE: a la hora de disimular nunca aplicar correctores-iluminadores o polvos brillantes.

POLVOS

El toque radiante se logra utilizando sobre la base un polvo iluminador. El iluminador en polvo es más sencillo de utilizar. Una piel radiante es el resultado.

El polvo volátil cumple principalmente tres funciones:

1° Aisla la crema del polvo (ejemplo, primero aplicamos la crema base, luego el polvo volátil y después recién polvo con color.
2° Fija la base
3° Logra un efecto mate o satinado sobre la base.

RUBOR Y CORRECCIONES CON POLVO

Las zonas a resaltar o disimular dependen de cada rostro y su estructura. Si el efecto que se busca es resaltar, lo que debemos hacer es ACLARAR (con 1 o 2 tonos menos que el color de la piel) con sombra, rubor, polvo volátil, etc. Si el efecto que buscamos es disimular o hundir, con un polvo más oscuro que la piel (2 o 3 tonos) debemos OSCURECER.

El maquillaje según el tono de piel.

Pieles claras:

Son las más difíciles de retocar debido a que en éstas se distingue todo, como las venitas de color azul que son muy comunes en las mujeres de piel muy blanca. Es recomendable que utilicen corrector de tinte claro tirando a dorado para lograr resaltar la piel, esconder lo que no les gusta y dará un mejor aspecto a la piel si necesita un poco de brillo.

Los tonos que las favorecen son: ciruela, dorados, rosado, lila o malva.

Pieles medias:

Pueden lucir más colores que las mujeres de piel blanca, aunque deben evitar los tonos apagados, los ocre y azules. Los colores cálidos son los ideales ya que aportan luminosidad, siendo nunca más claro que el tono de la piel ya que sino el maquillaje se verá inadecuado.

Los tonos que las favorecen son: marrón oscuro, dorado, caramelo, durazno, naranja o rojo.

Pieles morenas:

Debe olvidarse de los colores pasteles ya que no se les notara; opte por los tonos nacarados e intensos, los toques brillantes dorados y plateados.

Los tonos que las favorecen son: verde esmeralda, azul intenso, rojo furioso, toques brillantes dorados y plateados

Preparación de la Piel

Cuidados De la piel

Es muy importante, debido a la delicadeza de la piel, por lo menos una vez al día limpiarse la cara, pero no más de tres veces en el mismo periodo ya que reseca la piel. Los movimientos deben ser hacia arriba siempre, la piel no debe estirarse.

Este proceso es una oportunidad para reactivar la circulación: utilice la punta de los dedos a la concavidad de las manos para realizar movimientos circulares.

Tipos de Piel

La piel Grasosa se identifica por el brillo en la piel producto de la grasitud o sudoración excesiva, la aparición persistente de puntos negros y los poros dilatados. El área alrededor de la nariz puede ser escamosa. De tonalidad amarillenta suele tener buena tolerancia a la intemperie y a los jabones.

La piel seca se caracteriza por ser suave, de poros poco perceptibles y en raras ocasiones presentan espinillas, puntos negros o barros. Son necesarios los cuidados apropiados para que su apariencia no sea quebradiza. Reflejan una hidratación insuficiente que conlleva la tendencia a la descamación y a arrugarse precozmente. Estas pieles suelen ser intolerantes a la intemperie y a los jabones.

El primer paso antes de maquillarnos es **limpiar, tonificar** y **humectar** la piel. Es fundamental ya que una piel limpia y humectada va a hacer que el maquillaje dure y se adapte perfectamente a cada rostro.

Limpieza

Eliminar el maquillaje previo en el caso que lo hubiera, si no debemos realizarlo igual para eliminar las impurezas tanto del rostro como de los parpados con las cremas y lociones que hay en el mercado para tal efecto.

Tonificación

Este proceso es para vigorizar la piel: a través de una loción no solo le damos frescura a la piel, sino que retiramos el exceso de demaquillante que haya quedado.

Hidratación

La finalidad es no permitir que la piel pierda el agua propia que le es natural. Las cremas para esta fase contienen no solo componentes hidratantes, sino también suavizantes y balsámicos.

LA BASE

Los tipos de base puede ser: liquidas, al aceite o compactas. La función primordial de la base es dar un tono parejo a la piel, cubriendo manchas o granitos.

Si tienes la **piel seca** es más recomendable una base cremosa, mientras que si tu piel **es muy sensible**, debes elegir una base que sea hipoalergenica. Por otra parte, la opción de una crema oil free es ideal para las mujeres que tienen **piel grasa**. Maquillarse con una base fluida y ligera es siempre una buena opción, preferentemente si tiene protección solar.

El **color** de la base a elegir debe ser lo más aproximado al color general que tengamos en el rostro. Una forma tradicional de encontrar el tono que más te favorecerá aplicar tres tiras de diferentes tonos en la mandíbula o mejilla. El tono que se confunda con tu piel será el color más acertado.

Método de aplicación

Tomar un pincel u hispo, embeberlo en la base y distribuirlo de manera pareja por toda la cara. Una vez finalizado este paso, esfumar bien con una esponja de látex para que la base llegue hasta el cuello. Si fueran muchas las imperfecciones, con un papel tissue damos golpecitos en la zona, retiramos el exceso y aplicamos otra capa más arriba.

EL Corrector

El corrector es la herramienta principal a la hora de disimular e iluminar cualquier zona del rostro. Es imprescindible a la hora de ocultar manchas, ojeras, granitos o imperfecciones. Por ello, el color siempre debe ser un tono menos que la base. El truco es difuminarlo bien y no sobrepasarse con el producto.

Corrección de ojeras

Siempre es preferible utilizar un corrector que sea en crema y suficientemente hidratante para que dicha zona no se agriete.

Con un pincel de pelo sintético aplicar la crema en la zona incluyendo el lagrimal y el nacimiento de las pestañas. Una vez aplicada poca cantidad de crema difumínalo suavemente hacia abajo y luego, sin arrastrar, da unos toques sobre el corrector para eliminar el exceso de producto.

El color del corrector siempre debe ser un tono menos que el tono de tu piel, ya que si es demasiado claro se notará.

Para finalizar el maquillaje de los ojos, aplicar un corrector-iluminador en la zona cercana al lagrimal para dar más luz a tu rostro.

Ten en cuenta:
Para corregir imperfecciones azules, utilizaremos corrector naranja.
Para corregir imperfecciones violetas utilizaremos corrector amarillo.
Para corregir imperfecciones rojas utilizaremos corrector verde.

Corrección de bolsas

Si tienes bolsas en lugar de ojeras, aplica un contorno que calme y rebaje la zona para que aparente ser mas lisa. Por otra parte, el tono para cubrir las ojeras debe ser igual que el tono de tu piel, ya que si es más claro resaltara las bolsas aun mas.

Utiliza polvo traslucido al finalizar el maquillaje: aplícalo con una brocha pequeña para matizar toda la zona de los ojos y sus alrededores.

IMPORTANTE: a la hora de disimular nunca aplicar correctores-iluminadores o polvos brillantes.

Polvos

El toque radiante se logra utilizando sobre la base un polvo iluminador. El iluminador en polvo es más sencillo de utilizar para conseguir una piel radiante es el resultado.

El polvo volátil cumple principalmente tres funciones:

1° Aisla la crema del polvo (ejemplo, primero aplicamos la crema base, luego el polvo volátil y después recién polvo con color)

2° Fija la base

3° Logra un efecto mate o satinado sobre la base.

Rubor y correcciones con polvo

Las zonas a resaltar o disimular dependen de cada rostro y su estructura. Si el efecto que se busca es resaltar, lo que debemos hacer es ACLARAR (con 1 o 2 tonos menos que el color de la piel) con sombra, rubor, polvo volátil, etc. Si el efecto que buscamos es disimular o hundir, con un polvo más oscuro que la piel (2 o 3 tonos) debemos OSCURECER.

Maquillaje según el tono de piel

Pieles claras:

Son las más difíciles de retocar debido a que en éstas se distingue todo, como las venitas de color azul que son muy comunes en las mujeres de piel muy blanca. Es recomendable que utilicen corrector de tinte claro tirando a dorado para lograr resaltar la piel, esconder lo que no les gusta y dará un mejor aspecto a la piel si necesita un poco de brillo.

Los tonos que las favorecen son: ciruela, dorados, rosado, lila o malva.

Pieles medias:

Pueden lucir más colores que las mujeres de piel blanca, aunque deben evitar los tonos apagados, los ocre y azules. Los colores cálidos son los ideales ya que aportan luminosidad, nunca siendo más claro que el tono de la piel ya que sino el maquillaje se verá inadecuado.

Los tonos que las favorecen son: marrón oscuro, dorado, caramelo, durazno, naranja o rojo.

Pieles morenas:

Deben olvidarse de los colores pasteles ya que no se les notara; opten por los tonos nacarados e intensos, los toques brillantes dorados y plateados.

Los tonos que las favorecen son: verde esmeralda, azul intenso, rojo furioso, toques brillantes dorados y plateados

Maquillate según el tipo de Rosto

Puesto que cada cara es diferente, cada una debe maquillarse de manera diferente:

Los **rostros redondos** necesitan contrarrestar su forma en torno a las mejillas, aplicando tonos oscuros en la zona de la mandíbula desde las sienes hasta el mentón. Debe colocarse el maquillaje más claro encima de los pómulos, nunca en ellos, debido a que lo que se intenta cubrir son las mejillas.

Una **cara cuadrada** necesita indefectiblemente depilar el entrecejo y e intentar hacer el rostro más delgado. Esto se logra aplicando en los pómulos correcciones claras y luminosas y oscureciendo un tanto la zona de las mandíbulas. Debe elegirse una zona del rostro a resaltar, ya sean los ojos o la parte superior de la cara.

El **rostro ovalado** por ser el más beneficiado de todos no necesita corregirlo, cualquier tipo de maquillaje le caerá bien por su simetría.

El **rostro alargado** precisa que se acorte un tanto la cara, acortando el mentón, el área de la frente y de la nariz. Es recomendable llevar un flequillo para cubrir la frente. Es mejor maquillar los pómulos con círculos en lugar de extender con maquillaje de forma vertical. Los ojos bien maquillados son adecuados para disimular la extensión del rostro.

Si lo que busca es resaltar los pómulos, los tonos rosados o el rojo son los más apropiados.

Si desea ocultar la zona más prominente de la nariz, se puede aplicar en el área un color oscuro.

MAQUILLAJE DE OJOS

Es recomendable utilizar un contorno de ojos antes de aplicar cualquier crema. Esto permitirá mantener la zona protegida, elástica e hidratada.

La manera correcta de aplicarlo es alrededor del ojo y, partiendo del lagrimal hacia afuera, realizar pequeños toques muy suavemente.

LAS SOMBRAS

Maquillaje según el tipo de ojos

Ojos muy juntos: Para lograr el efecto de separación colocamos sombra oscura (para más profundidad), iluminamos la zona entre los ojos y delineamos con blanco, por la parte interna, hasta el centro del parpado y esfumamos con negro hacia atrás.

Ojos muy separados: A la inversa, aplicaremos en la parte interna sombra oscura y delineamos todo el ojo.

Orientales: Para marcar bien la profundidad, delinear por debajo de las pestañas y, ocasionalmente, puede aplicarse delineador blanco para delinear por dentro.

Ojos hundidos: Aplicar colores claros y utilizando tonos mates, marcamos la profundidad en el extremo superior y externo. Delinear por debajo de las pestañas.

Ojos pequeños: Utilizamos blanco para delinear el interior del parpado y delineamos el parpado superior con una línea muy fina.

Ojos saltones: Sombrear el parpado superior con colores oscuros, delineamos con una línea gruesa y aplicamos poca iluminación.

Maquillaje según el color de ojos

Para los **ojos azules** utilizar el salmón, rosa, marrón, azul oscuro, negro (preferentemente mate) y los colores dorados y bronces.

Para los **ojos verdes** aplicar verdes oscuros, marrones y morados/ violetas.

Para las que tienen **ojos marrones** y desean resaltarlos, los colores que deberían utilizar son los marrones, negros, grises y plateados y violetas/morados.

Método de aplicación de tres tonos de sombra

Según la ocasión puede colocarse uno, dos o tres tonos de sombra. Para un maquillaje clásico de ojos, necesitamos mínimo 3 colores:

-Color base: Se aplica en todo el párpado superior.

-Color profundidad: Se aplica en el pliegue del párpado superior.

-Color iluminador: Se aplica por encima del párpado superior en el borde de las cejas.

1. Colocar sombra base del color más claro en el parpado móvil, una sombra un tanto más oscura en la comisura externa y una más oscura todavía delineando la línea de profundidad.

2. Delinear con delineador negro o al tono el parpado móvil sobre el nacimiento de las pestañas. El parpado inferior puede delinearse por dentro o por fuera. Sugerencia: si sus ojos son pequeños es preferible delinearlos por fuera.

Combinación de colores para párpado móvil

-verde y dorado
-azul y dorado
-verde y plateado
-azul y plateado
-rojo y dorado
-morado y dorado
-morado y plateado

El delineador

Consideraciones generales

El delineado puede realizarse de tres formas diferentes:
1.- Sobre párpado superior.
2.- En el interior del párpado inferior.
3.- En el exterior del párpado inferior.

El delineado puede ser **delgado** al estilo Cleopatra, y que cubra solo el parpado móvil. Los colores que más se utilizan el negro azul o marrón ya que combinan con el color de ojos que se tenga. O también puede ser un delineado **iluminador**, que da un efecto super especial a la mirada. Para la noche se puede lucir un delineado **grueso** sobre el parpado superior. Una línea **mediana** es para los rostros que tengan ojos pequeños.

El **eyeliner** tiene un trazo muy intenso por la cantidad de pigmentos, lo que convierte a este marcador en el más difícil de aplicar ya que no permite rectificaciones. Aplicar eyeliner solo si es experta.

Otra opción para delinear es el **polvo negro**. Se utiliza en el borde interno de parpado por su mina especialmente suave.

Método de aplicación

Antes de comenzar a delinear los ojos deben estar bien limpios.

Partimos desde el centro del parpado y delineamos hasta el ángulo interno del ojo. Volvemos al centro del parpado y delineamos hasta el ángulo externo.

El delineador debe ser aplicado lo más cercano posible a las pestañas para evitar la línea blanca que se nota cuando no se juntan.

Si busca dar la impresión de tener ojos más grandes, delinee la zona con un lápiz blanco bordeando las líneas de las pestañas.

Para el **maquillaje diurno** es recomendable delinear solo el parpado superior con una línea fina y delicada. Para un **evento nocturno**, debe delinearse ambos parpados y de manera mas acentuada.

Bajo ninguna circunstancia delinear solamente el parpado inferior, ya que solo se consigue un efecto de cansancio.

MÁSCARA DE PESTAÑA

La función principal de la máscara de pestañas es realzar la belleza de los ojos. En el mercado existe una gran variedad en donde cada una posee diferentes funciones y características. A la hora de comprar una máscara es recomendable conocer sus funciones y cualidades únicas para obtener el mejor resultado.

El marco de la mirada son las pestañas, por ello maquillarlas adecuadamente brinda un toque discreto y completa el encanto del rostro.

Las pestañas pueden ser:

Las **arqueadas** y espesas que no necesitan rímel

Las **normales**, que quedan rizadas y hermosas solo con un poco de rímel

Las **débiles y escasas**, que para fortalecerlas necesitan cuidados especiales

El rimel en colores claros da un efecto óptico ligero y los colores brillantes dan fuerza y determinación a la mirada.

Las cejas

El rostro cambia su forma radical con cejas bien dibujadas y naturales.

La forma correcta de depilarlas es estirar la piel y arrancar pelo a pelo en el sentido en que crece el pelo. Para evitar el dolor realizar movimientos rápidos y precisos con la pinza, tomando el pelo lo más próximo a la raíz para que éste se rompa. El momento adecuado para la depilación es al salir de la ducha, ya que el agua caliente y el vapor dilatan los poros y los pelitos se desprenden más fácilmente.

Forma

La forma base y el sentido de las cejas no se puede modificar. Sin embargo, todas deben depilarse siguiendo una línea más gruesa en el comienzo de la ceja que se afina progresivamente.

Dimensión

Traza una línea recta imaginaria que vaya desde la aleta de la nariz hasta el extremo externo del ojo cruzando la ceja. Luego traza otra línea desde el lateral de la nariz hasta el extremo interno del ojo. Esto te marcará la longitud ideal de tus cejas. Es aconsejable no dejar más de un centímetro y medio en el entrecejo, ya que de lo contrario, aumentara el ancho de la nariz.

El grosor de las cejas depende del tamaño y la forma que se les quiera dar, sin olvidar que el inicio debe ser más grueso que el resto, y el punto mas alto del arco de la ceja coincide con el iris cuando miras de frente. Si tus cejas son poco pobladas un trazo demasiado fino no es una buena opción.

Al finalizar la depilación, péinalas con un cepillo pequeño y evalúa si es necesario hacer algunos retoques. Considera que si tu piel es sensible, enrojecerá tras la depilación, por lo que es necesario que te depiles unas horas antes de salir.

Maquillaje de la boca

Están disponibles en el mercado gran variedad de productos que prometen la sonrisa perfecta. Debes elegir según tu gusto el que mejor te corresponda:

- **brillantes**: el color es efímero pero iluminan los labios
- **transparentes**: Aportan un aspecto natural a los labios resaltándolos
- **mates**: aportan una textura aterciopelada, un aire sofisticado y duran mucho.
- **satinados**: cubren completamente los labios y dan un color intenso y luminoso a los labios
- **nacarados**: su reflejo irisado aportan brillo a los labios.

El color del labial según el tono de piel

Para pieles claras: Si bien admiten una gran gama de tonos, los colores rosa, carmín o tonos marrones son los colores que mejor les sientan. Los colores terracota y los anaranjados claros también lucen muy bien y resaltan el color de la piel.

Pieles medias, que no son muy claras ni muy oscuras: los colores que mas las favorecen son los rosas o los tostados. Es preferible evitar los colores brillantes o los colores fuertes como el rojo.

Pieles oscuras: este tono se adapta muy bien a cualquier tipo de color, incluso a los fuertes y brillantes.

Nota: mas allá del tono de la piel que tengamos, no olvidar que la combinación de colores de la ropa es importante para resaltar los tonos que se usen de maquillaje. El color del labial debe ser compatible con el color de uñas que se lleve en la ocasión. También cabe considerar que si el maquillaje de ojos es muy fuerte, los labios deben ir pintados de manera suave.

Aplicación del maquillaje de los labios

1. Preparación
Realiza una exfoliación para retirar las pieles muertas del labio. Seguidamente aplica un bálsamo nutritivo hidratante y por ultimo aplica base de maquillaje, de antiojeras o polvo para que el color dure más tiempo.

2. Aplica el lápiz de labios.
Este debe ser un tono más oscuro que la barra de labios. Comienza desde la "V" que se forma en el labio superior y desciende hasta las comisuras del labio. Para delinear el labio inferior comienza desde el centro hacia el exterior.

3. La barra de labios.
Aplicar la barra preferentemente con un pincel, comenzando desde la mitad y dirigiéndose hacia el exterior. Presiona levemente un papel tissue sobre la boca, retíralo, y así sucesivamente para que el color dure más tiempo.

4. Brillo de labios
Si lo que deseas son labios carnosos, añade gloss en el centro de los labios, pero si lo que buscas es que el maquillaje dure mucho tiempo, reemplaza el brillo de labios por un toque de antiojeras. Para dar al labio un efecto más grueso y natural, es preferible aplicar el brillo con la yema de los dedos en lugar de con un pincel. Es importante que se aplique dando pequeños toques desde el centro y difuminándolo hacia los lados

Si lo que se busca es **agrandar** la boca aplica base de maquillaje para difuminar el contorno de los labios. Empolva para que el color sea mas duradero y delinea los labios con un lápiz que te permita alargar las comisuras y espesor de los labios.
Si lo que buscas es reducir la boca aplica base o corrector para difuminar el contorno de los labios, delinéalos reduciendo las aperturas a nivel de las comisuras y aplica una barra de labios en un tono suave para obtener un efecto natural.

Delineador

Una de las funciones es contener el labial. La otra es perfeccionar la forma que puede ser: equilibrar el labio de superior con el inferior, equilibrar la derecha con izquierda o dar forma (natural, corazón o diamante).

Es muy útil trazar una línea imaginaria recta que atraviese el filo de la nariz y que pase por el centro de la boca. A continuación, comenzar el delineado desde el centro hacia las comisuras.

La forma de nuestros labios depende del rostro:

* Si los rasgos son angulosos, elegir el delineado en forma de corazón
* Si el rostro es redondeado, optar por el diseño diamante
* Si el rostro es equilibrado seguir la forma natural.

Maquillate para ir a la oficina

Estos son algunos trucos para verte esplendida en la oficina sin lucir abrumada ni dar una impresión negativa con un look sobrio.

Los colores intensos y las exageraciones deben guardarse para otra ocasión, ya que en el ámbito laboral la discreción y la compostura son los que definirán el estilo del maquillaje. Utilizados con moderación los colores a continuación mencionados pueden emplearse tanto sea de día como de noche. Con estas sugerencias lograra una imagen discreta y a su vez profesional, donde no solo se verá más guapa sino que se sentirá más segura, de buen humor y con más alta la autoestima para enfrentar la jornada laboral con más fuerza y ánimo.

Claves para maquillarse a la hora de ir a trabajar

* Elige principalmente la gama de los colores suaves. Es ideal la elección del rosa pálido.

* Para los ojos opta por los colores ocre, rosado o beige.

* El rímel transparente es más aconsejable que la máscara de pestañas, ya que no oscurece las pestañas y las mantiene decentes durante toda la jornada laboral.

* Las que utilicen gafas o anteojos no deben abusar del maquillaje para ojos para que durante el correr del día no se corra. Mejor es focalizar la atención en los labios o las mejillas.
* El rosado o el marrón es aconsejable para la boca. Opta por los colores que combinen con el tono del vestido, de las uñas y el calzado. Un gran acierto es la utilización del brillo de labios, a costa del poco tiempo que dura y la cantidad de veces que debería retocarse.

* El corrector es un aliado del que no podemos prescindir. El tono amarillo ilumina zonas apagadas y olvidadas, el rosado es ideal para ocultar ojeras y el verde es ineludible a la hora de ocultar granos o aéreas enrojecidas.

Maquillaje para noche

El maquillaje de noche utiliza colores muchos más intensos y osados. Se diferencia por ser mas recargado que el diurno, pero recuerda que para que el maquillaje luzca profesional, debe caracterizarse por el buen gusto, un ejemplo práctico es: resaltar la boca o los ojos, pero nunca los dos a la vez. Recuerda que la base ni el corrector dan color, sino que su finalidad es unificar, el color lo aportan las sombras y el labial, y estos deben estar engamados con el vestuario, el color de ojos y del cabello.

1. Preparación de la piel

Limpieza, tonificación y humectación para que la piel luzca mejor y el maquillaje dure mas tiempo

2. Aplicación de la base

Para conseguir que tu cutis se vea espléndido, puedes usar una base con partículas de oro. Estas reflejan la luz de manera uniforme y le dan un aspecto radiante al cutis.
Si tienes algo de flaccidez en el rostro, puedes utilizar una base con efecto 'lifting' o ponerte una ampolla 'flash' antes de maquillarte para tensar el rostro. Recuerda maquillar hasta las zonas del nacimiento del cabello, orejas y cuello pero no sobre la corrección de las ojeras. Fijar la base con polvo volátil.

3. Ojos

* Depila las cejas y dales forma
* Utiliza pestañas postizas. (opcional)
* Delinea los ojos de acuerdo a la forma y color. Si utilizas pestañas postizas, es ideal hacer coincidir el borde de la pestaña con el delineado para que se oculte.

* Arquea las pestañas y aplica abundante mascara de pestañas cuidando que no se peguen entre sí.

* Para dar efecto de glamour y brillo, puedes agregar gibre o purpurina sobre el parpado superior.

Lo que caracteriza a un maquillaje nocturno son los ojos. Un look agresivo y diferente se logra utilizando diferentes combinaciones de colores, que sean atrevidas y rompedoras. Intenta combinar sombras azules con gris y verde y aplica una máscara de pestañas de algún color muy llamativo, como un dorado o un plateado, para darle a tu mirada un aspecto espectacular y aumentará el volumen de tus pestañas.

O también puedes decidirte por las sombras metalizadas, que harán que tu mirada se vea espectacular. Para lograr este resultado, puedes delinear las líneas exteriores de los ojos y la 'water-line' con un delineador negro y después aplicar sobre todo el párpado superior una sombra de color plateado muy brillante y varias capas de máscara de pestañas en color negro para darle todavía más intensidad al look.

4. La boca

* Para que la duración del labial sea mayor, es ideal que apliques solo un poco de corrector y polvo.

* Si aplicas colores claros o decides destacar la boca con colore intensos, el color delineador puede ser del color del labial.

* Aplica el labial y añade brillo o laca para dar una imagen mas fresca.

Atrévete con colores que no uses normalmente. Si acostumbras a usar rosa o marrón claro, opta por tonos anaranjados o rojos coral suaves que le darán a tu boca un aspecto jugoso y tus labios se veran más voluptuosos y sensuales.

Si, por el contrario, siempre destacas tus ojos y esta vez decides que tus labios sean los protagonistas, atrévete con un rojo pasión o un cerezo intenso.

5. Rubor

* Para saber cuál es la zona donde necesitas aplicar rubor, puedes ayudarte sonriendo. Recuerda colocarlo en tus mejillas en forma ascendente.

Para conseguir un look diferente, puedes elegir colores distintos y más atrevidos. Los fucsias, rojos o anaranjados son una excelente opción para variar y conseguir un acabado completamente distinto al que buscas cada día. A la hora de aplicarlo, extiéndelo desde la zona de los pómulos hasta la sien para conseguir un rostro más marcado y sexy.

Anexo

Ley de claroscuro

Los tonos claros **maximizan**, esto quiere decir, saca para afuera, da volumen, mientras que los tonos oscuros **minimizan**, dan profundidad, meten para adentro.

La teoría del color

Los **colores primarios** son los rojo azul y amarillo, mientras que los **colores secundarios** son los naranja, violeta y verde. Si mezclamos los tres primarios o los tres secundarios, obtenemos el color marrón.

Los **colores complementarios** son los naranja, verde y violeta, que, si se aplican cerca entre si se potencian.

Al mezclar dos colores primarios entre si se obtiene un color secundario: rojo y verde, azul y naranja, violeta y amarillo.

Los que no pertenecen a la rueda cromática son el **blanco y el negro**. Si se mezcla un color con el negro se obtiene un matiz, mientras que si se mezcla un color con blanco el resultado es un tinte.

Los colores tienen temperatura: Los colores que tienen más azul que amarillo son fríos, mientras que los colores que tienen más amarillo que azul son cálidos.

Maquillate según tu personalidad

La personalidad de una mujer y su maquillaje deben estar estrechamente relacionados, ya que si una mujer tímida se sentirá incomoda y ridícula si se maquilla con tonos fuertes o muy llamativos. La elección no acertada de tonos puede perjudicarnos sin siquiera notarlo.

Por ello continuación se detallan algunas sugerencias para que la apariencia se refleje el verdadero carácter:

Pautas generales

* las mujeres románticas optan por poco maquillaje, para los ojos eligen los colores pasteles y para los labios los colores no muy llamativos, frecuentemente solo utilizan brillo labial.

* las mujeres más conservadoras prefieren los tonos rosados para la boca y para los ojos sus opciones rondan por los grises o tierras o cafés.

* las mujeres que se distinguen por la elegancia o que deban cumplir compromisos eligen las tonalidades fuertes y utilizan mucho maquillaje.

* las mujeres con rasgos exóticos no precisan de excesivo maquillaje, ya que suelen llamar la atención de por sí, sin embargo los brillos (principalmente en los labios), las hacen lucir esplendidas.

Cejas

Las cejas **muy delgadas** o finas expresan sensibilidad y a su vez dudas e indecisión, mientras que las **muy gruesas** manifestar mal carácter pero eficiencia en el trabajo. Las cejas **anchas** suelen hablar de alguien con vitalidad y constancia, mientras que las **arqueadas y ascendentes** refieren a la espontaneidad. Las mujeres con cejas **largas** denotan gran capacidad de equilibrio y esfuerzo, y las cejas **juntas** hablan de un espíritu inquieto y con cierta tendencia a la tristeza.

Ojos

Si lo que buscas es un look **sensual y fuerte** resalta la mirada con sobra gris en el parpado superior muy bien difuminada bordea las pestañas inferiores con una fina línea.

Si la imagen que deseas expresar es que eres una persona **dulce pero misteriosa,** define los contornos del ojo con un tono que contraste, y maquilla el parpado con una sombra blanca hielo. Difumina la línea al llegar al extremo exterior del ojo y cubre el parpado superior con sombra plata.

Si prefieres verte **moderna y atrevida**, maquilla los ojos de solo un color y elige los colores intensos, tales como el verde o el ciruela.

Para las mujeres **prácticas** es recomendable el color que sea más parecido al de su piel, tipo tostado, anaranjado o naturales en polvos traslucidos para matizar los brillos.

Labios

Las mujeres **sensuales y apasionadas** se sentirán más cómodas con las bocas color vino o rojos, especialmente si son de labios carnosos; mientras que las más **atrevidas** deben maquillar ligeramente sus labios, preferentemente con rosa pálido, ya que los ojos son los que determinan la personalidad que se busca definir